DU TRAITEMENT

DES

ULCÈRES

PAR

G. LEBOUCQ

DOCTEUR EN MÉDECINE DE LA FACULTÉ DE PARIS, MÉDECIN DE LA

SOCIÉTÉ PHILANTHROPIQUE, ETC.

Prix : 50 centimes

CHEZ TOUS LES LIBRAIRES ET CHEZ L'AUTEUR

19, RUE CHAPTAL, A PARIS

—

1869

DES ULCÈRES

Les Ulcères sont des solutions de continuité, plus étendues en largeur qu'en profondeur, siégeant à la surface de la peau et des membranes muqueuses, s'établissant spontanément sous l'influence d'un travail particulier, inconnu dans son essence, que l'on appelle *ulcération*.

Disons quelques mots de ce travail pathogénique, car traiter des ulcères sans avoir étudié l'ulcération, c'est comme si l'on voulait connaître l'abcès sans s'informer du phénomène de la suppuration.

Voici, d'après Delpech, la marche générale et les phénomènes des ulcères.

Une ulcération s'annonce quelquefois par une sorte d'abcès de peu d'étendue, dont l'ouverture s'étend rapidement et livre passage d'abord à une espèce de bourbillon provenant de la mortification d'une partie du tissu cellulaire. Il est plus ordinaire que l'épiderme se laisse soulever par une quantité de sérosité accumulée sous cette pellicule, en même temps que le point correspondant du derme contracte un engorgement plus ou moins marqué ; la rupture de la petite ampoule découvre une excavation plus ou moins profonde, une sorte d'alvéole dont les parois sont parsemées de ces petits cônes rougeâtres qui recouvrent toutes les surfaces suppurantes et que l'on nomme bourgeons charnus ou celluleux. Dans quelques cas, une rougeur superficielle accompagnée d'un léger engorgement se manifeste sur un espace plus ou moins étendu de la surface cutanée ; l'épiderme se sépare et se ride sans être distendu par une collection ; sa face profonde est seulement humectée d'une humeur ichoreuse, et la peau, mise à nu par la séparation de l'épiderme, se trouve creusée, entamée, suppurante dans une étendue variable.

Dans d'autres circonstances, la peau rougit, se gerce, fournit, par les fissures qu'elle présente, une humeur muqueuse, concrescible, qui se dessèche par le contact de l'air, et qui forme de la sorte une ou plusieurs croûtes adhérentes, sous lesquelles les ulcérations se propagent.

Quel que soit le mode par lequel la lésion organique vitale débute, elle s'étend plus ou moins rapidement dans tous les sens, et l'on voit disparaître la substance des organes affectés, sans qu'elle laisse le moindre résidu. Les parties dont la consistance est comparable à celle de la peau, du tissu cellulaire, se prêtent aux progrès de l'ulcération, et sont détruites à mesure que la lésion organique peut les atteindre. Mais les organes qui jouissent d'une grande densité, comme les aponévroses, les tendons, les cartilages, les os, se refusent au développement de ce mode morbifique, et sont constamment frappés de mortification lorsqu'ils sont complétement isolés par l'effet de la destruction des parties contiguës qui servent à la nutrition.

Division.

On peut diviser les ulcères en trois grandes classes :

1° Les uns sont *symptomatiques d'une affection générale*, d'une diathèse : ce sont les ulcères scrofuleux, dartreux, syphilitiques, cachectiques, scorbutiques, cancéreux.

2° D'autres ulcères sont entretenus par une *affection locale* dont ils ne constituent qu'un épiphénomène disparaissant avec l'affection elle-même : tels sont les ulcères qui succèdent à une nécrose, à une carie, etc.

3° Enfin il en est qui ne se développent, ni sous l'influence d'une maladie générale, ni sous l'influence d'une lésion locale ; ils naissent spontanément dans des conditions qui seront précisées plus loin ; nous les désignerons sous le nom d'*ulcères simples*.

Formes.

Dans le plus grand nombre des cas, les ulcères sont circon- scrits par des lignes courbes. On peut dire que les ulcères à pourtour anguleux, les ulcères linéaires, sont exceptionnels. Une ellipse peu régulière, voilà la figure que l'ulcère affecte le plus souvent : c'est la figure des ulcères scrofuleux du cou et des membres, de beaucoup d'ulcères syphilitiques des mêmes parties, et de presque tous les ulcères simples. Après la forme ellip- tique, celle qui se reproduit le plus fréquemment, c'est la forme circulaire. Le plus ordinairement, le cercle n'est pas géométrique- ment régulier : le pourtour se compose bien de lignes assez exac- tement courbes, mais elles n'ont pas toutes le même rayon : la plu- part des ulcères syphilitiques consécutifs, les ulcères variqueux des malléoles, les ulcères scrofuleux de la face et du tronc, les ulcè- res carcinomateux des joues, les ulcères scorbutiques, sont dans ce cas. Rarement on rencontre des angles dans le pourtour de tous ces ulcères, et, si cela arrive, ce n'est qu'accidentellement, ou quand la réparation est déjà bien commencée. — La forme la plus rare est la linéaire. Quand on l'observe, c'est presque toujours dans l'intervalle des doigts ou des orteils, ou dans les plis de l'anus, dans le sillon des ailes du nez, aux angles des lèvres, sur la langue. On les trouve fréquemment sur les mains des blanchisseuses, des ouvriers qui mettent souvent les mains à l'eau. Le mamelon des nourrices, le pli des cuisses des enfants, le scrotum des vieillards, offrent souvent des crevasses ou ulcères linéaires.

Les bords sont tantôt extrêmement minces, à peine sensi- bles, tantôt très-épais, calleux, boursouflés ; ils sont droits, perpendiculaires au fond, coupés à pic, comme dans beaucoup d'ulcérations syphilitiques ; inclinés, renversés en dehors, comme dans quelques ulcères scrofuleux et la plupart des ulcères cancéreux. Quelquefois les bords sont renversés en dedans, comme dans les ulcérations du mamelon quand il est rétracté et affecté de dégénérescence cancéreuse.

Entre le bord et le fond de l'ulcère, il y a une ligne de démarcation bien sensible, ce qui est surtout marqué dans les ulcères syphilitiques ; ou bien le bord et le fond se confondent insensiblement, de telle sorte qu'on ne peut dire où commence l'un et où finit l'autre. Ordinairement le fond est plat et uni (beaucoup d'ulcères scrofuleux, variqueux) ; il n'est guère convexe que dans les premiers moments de l'ulcération : c'est alors une disposition extrêmement commune. On observe cette convexité toutes les fois que l'ulcère naît sur une glande, sur une pustule ou sur la base tuméfiée d'une vésicule ; les inégalités du fond, les anfractuosités se remarquent dans les cancers ulcérés, dans les ulcères fongueux, dans les lupus. Le fond s'étend quelquefois au delà des limites du pourtour extérieur ; on dit alors que les bords sont décollés.

Si la forme pouvait déceler la nature de l'ulcération, le diagnostic serait facile. Malheureusement il n'en est pas toujours ainsi : la période de l'ulcération, sa profondeur, son siége surtout, peuvent modifier sa forme. Tout ulcère a la forme ronde dans le moment de sa naissance, parce que toute ulcération commence par un point, que l'élasticité des téguments arrondit nécessairement, en tirant dans tous les sens les bords de la solution de continuité dès son apparition. Si la peau est uniformément tendue, elle agit de la même manière ; son action est progressive et incessante sur tous les points, tant que sa force propre n'est pas balancée par la résistance du tissu cellulaire sous-cutané. Sur le front, au dos, à la poitrine, les ulcères sont généralement arrondis, parce que la peau est assez uniformément tendue. Aux membres, l'ellipse se prononce, parce que la tension commence à devenir moins forte dans une certaine direction, celle de l'axe. Quand la tension devient excessive dans un sens et nulle dans l'autre, la forme linéaire tend à se produire.

DES ULCÈRES SIMPLES.

Causes. — Ces ulcères se montrent presque toujours sur les membres pelviens, notamment à la jambe, dans sa moitié inférieure ; de là le nom d'ulcères des jambes qu'on leur a donné. Le côté gauche est bien plus fréquemment atteint que le droit. Il est rare d'observer cette maladie chez les femmes ; ce sont presque toujours des sujets adonnés à une profession exigeant la station prolongée ou debout qui en sont atteints : les boulangers, les imprimeurs, les menuisiers, ou bien encore ceux qui ont les jambes habituellement plongées dans l'eau ou dans un milieu humide et froid : les balayeurs, les blanchisseuses, les débardeurs. Ceux qui sont âgés, qui ont une constitution délabrée par la misère, par des excès de travail, par une mauvaise nourriture, y sont le plus exposés. La plupart des individus qui se trouvent dans les conditions précédentes ont habituellement un œdème des membres inférieurs qui augmente plus tard par la production de varices.

Cette tuméfaction œdémateuse a pour conséquence d'amoindrir la vitalité des téguments ; et si, sous l'influence d'une cause quelconque, redoublement de travail, longue route à pied, coup, contusion, plaie, il se développe une phlegmasie, celle-ci, au lieu de se terminer par une résolution franche, peut donner lieu à un travail ulcératif plus ou moins étendu. Nul doute que l'état de débilité du sujet ne favorise ce mode de terminaison.

Symptômes. — Le mode de formation des ulcères varie suivant qu'ils succèdent à une plaie ou qu'ils se développent spontanément.

Dans le premier cas, tantôt les bords de la solution de continuité se gonflent, les bourgeons charnus se ramollissent et disparaissent, la suppuration diminue et prend une odeur fétide, en même temps que le malade ressent dans la plaie des élancements et une cuisson très-vive; tantôt les symptômes inflammatoires précédents font défaut, le travail de réparation de la solution de continuité est seulement suspendu et les progrès de la cicatrisation arrêtés; la plaie s'agrandit au lieu de se rétrécir.

Dans le second cas, on observe encore divers modes d'invasion :

A. — Le membre est atteint d'une inflammation érysipélateuse, accompagnée d'un prurit qui force les malades à se gratter; l'épiderme se détache et le derme mis à nu suppure et s'ulcère.

B. — L'épiderme est soulevé par un liquide séreux, trouble ou brunâtre; l'ampoule se rompt, et au-dessous le derme est escharifié ou bien encore présente une excavation remplie de matière purulente, rougeâtre et visqueuse.

C. — Il se forme sur un point du membre une induration qui se ramollit, se convertit en abcès renfermant un bourbillon qui, une fois éliminé, laisse subsister une cavité ulcéreuse qui s'agrandit.

D. — Une inflammation de nature gangréneuse se développe sur la jambe; il se forme plusieurs petites eschares auxquelles succèdent de petits ulcères qui se réunissent pour donner lieu à une perte de substance plus ou moins étendue. (Vidal de Cassis.)

Quel que soit le mode de formation d'un ulcère, celui-ci s'agrandit bientôt tant en largeur qu'en profondeur. Mais, à partir de ce moment, il offre des caractères physiques qui ne sont pas les mêmes dans tous les cas et qui lui donnent une physionomie spéciale; de là un certain nombre de variétés d'ulcères simples.

1° *Ulcères inflammatoires.* — Leur surface est d'un rouge vif, brun ou violacé; les bords en sont tuméfiés; le fonds, dépourvu de bourgeons charnus, est parsemé de petites cavités remplies d'une substance spongieuse ou demi-liquide, visqueuse et très-adhérente; un pus séreux, ichoreux, sanguinolent et fétide s'en écoule. La peau environnante offre une rougeur érysipélateuse. Au bout de quelques jours, l'inflammation diminue d'intensité et l'ulcère revêt bientôt une des formes qui nous restent à décrire. Dans quelques cas, l'inflammation prend, au contraire, un accroissement rapide et intense; elle se termine par une véritable mortification des tissus en se propageant plus ou moins loin.

2° *Ulcères calleux.* — Ces ulcères sont caractérisés par l'engorgement dur qui entoure, et sur lequel repose la surface ulcérée. Ils occupent le plus souvent les jambes ou les pieds. Les phénomènes qu'ils présentent sont dus à leur siége sur des parties qui ont trop peu d'énergie pour qu'il se forme des bourgeons charnus de bonne nature, que cette atonie soit due à l'état des parties elles-mêmes ou à la constitution.

On les observe fréquemment chez les ouvriers qui travaillen habituellement dans l'eau, dans les égouts, dans les mines, les caves, chez ceux qui, occupés dans des lieux moins insalubres, sont habituellement assis ou debout sans marcher; les vieillards en sont plus souvent affectés que les adultes, et ceux-ci plus souvent que les jeunes gens et les enfants.

Les bords de cette espèce d'ulcère sont durs, élevés, tantôt pâles, tantôt bleuâtres, quelquefois légèrement rouges. Ils sont lisses, ou plus ou moins ridés; la surface de l'ulcère est elle-même lisse, d'un rouge pâle, ou couverte de bourgeons charnus, larges, peu saillants. Cet ulcère est ordinairement indolent ou peu douloureux. La quantité de pus qu'il fournit est peu

*

considérable relativement à son étendue ; ce pus est peu con-
sistant, quelquefois fétide quand cet ulcère est ancien est pro-
fond, on remarque souvent que le périoste et même que les os
situés dans son voisinage sont plus ou moins tuméfiés, il est
assez fréquemment compliqué de varices. Dans le plus grand
nombre des cas, cet ulcère est la suite d'une contusion, d'une
excoriation ; il est très-sujet à récidive, surtout quand sa cicatrice est très-étendue, et que les malades, après leur guérison,
reprennent sans précaution leurs travaux accoutumés.

3° *Ulcères variqueux.* — Ces ulcères s'observent très-souvent ;
ils ont presque toujours leur siége aux jambes, quelquefois sur
la face dorsale des pieds, plus rarement sur les cuisses. Le
mode d'origine des ulcères variqueux n'est pas toujours le
même : tantôt ils succèdent à la rupture accidentelle ou spon-
tanée d'une varice, ou à une éraillure de la peau ou d'une cicatrice dans une région occupée par des veines variqueuses, et
dont le tissu cellulaire est déjà plus ou moins engorgé ; dans
d'autres cas, ils ne sont d'abord que des ulcères simples que
les malades négligent ; à la longue, les ulcères calleux deviennent variqueux, l'engorgement du tissu cellulaire gêne la circu-
lation dans les veines, elles se dilatent, deviennent variqueuses
au-dessous de l'ulcère, à sa circonférence et même sous sa
base.

La plupart des ulcères variqueux anciens sont compliqués de
callosités. Les bords de ces ulcères sont ordinairement élevés,
bleuâtres, noueux, des veines variqueuses, flexueuses ou agglo-
mérées en tumeurs bosselées existent au-dessous et autour de
l'ulcération, et quelquefois sur toute la longueur du membre et
même le long de la cuisse. L'ulcère est d'une couleur rouge li-
vide, il ne fournit qu'une quantité médiocre de suppuration peu
consistante, peu sanguinolente ; ordinairement il est peu douloureux, il peut le devenir beaucoup lorsqu'il est enflammé.

4° *Ulcère fongueux.* — Les ulcères fongueux se reconnaissent aux caractères suivants : la surface est couverte de bourgeons charnus, larges, aplatis, quelquefois isolés les uns des autres, plus souvent confondus ou très-rapprochés, tantôt rose pâle, d'autres fois bleuâtres, peu sensibles au toucher, fournissant une suppuration peu consistante, et dont la quantité est très-variable ; ces bourgeons charnus, exubérants, ont ordinairement une base large, quelquefois ils sont pédiculés. On les voit, dans quelques cas, prendre un développement tel qu'ils dépassent de plusieurs lignes la surface des bords de l'ulcère. L'état fongueux se développe souvent sur les ulcères des sujets éminemment lymphatiques. Le développement des fongosités est favorisé par l'emploi intempestif des topiques émollients, relâchants, des corps gras, par une alimentation trop abondante ou peu excitante, par l'influence de l'humidité, du défaut d'exercice.

Marche. — Abandonnés à eux-mêmes, les ulcères simples *guérissent rarement* par les seules forces de la nature ; ils tendent incessamment à faire des progrès, et envahissent parfois toute la circonférence du membre et une grande portion de sa largeur. Arrivés à ce degré, il est rare qu'ils puissent guérir, parce que les parties environnantes ne prêtent plus à la formation d'une cicatrice. Ceux qui sont moins vastes et qui guérissent, *récidivent* avec la plus grande facilité sous l'influence des mêmes causes qui en ont favorisé le développement.

Diagnostic. — Le diagnostic des ulcères simples est facile : leur siége de prédilection, leur mode de développement, l'absence d'une lésion locale ou d'une diathèse permettent de les distinguer des autres espèces d'ulcères. On en reconnaîtra les diverses variétés d'après les caractères que nous avons précédemment exposés.

Pronostic. — Ils sont d'autant plus difficiles à guérir que l'affection est plus ancienne, qu'elle occupe une surface plus étendue, que le sujet est avancé en âge ou d'une constitution détériorée.

DES ULCÈRES PRODUITS PAR UNE CAUSE LOCALE.

Les ulcères produits par une cause locale (nécrose, carie, etc.) ne présentent de symptômes particuliers que ceux qui se rapportent à l'affection qui leur a donné naissance. Nous n'avons donc pas à insister sur leur sujet. L'indication principale à remplir est de faire disparaître la cause occasionnelle et celle-ci une fois détruite, l'ulcère guérit d'habitude avec assez de facilité.

DES ULCÈRES PAR CAUSES INTERNES.

Ce sont les ulcères nés sous l'influence d'une *diathèse*, c'est-à-dire d'une maladie affectant l'organisme tout entier et se traduisant par des symptômes divers.

Les plus communs sont les ulcères scrofuleux, dartreux, vénériens, cachectiques, scorbutiques, cancéreux.

Ulcère scrofuleux. — Les ulcères scrofuleux succèdent soit à des abcès scrofuleux, soit à des adénites scrofuleuses, soit à des arthrites, périostites ou ostéites, qui se terminent par suppuration et par carie ; mais quelle que soit l'origine différente de ces ulcérations, qui ne sont qu'un des derniers degrés de la maladie scrofuleuse, elles affectent toujours des caractères particuliers et tranchés, qui ne permettent pas de les confondre ni avec les ulcères syphilitiques, ni avec les ulcères scorbutiques, dont ils se rapprochent à beaucoup d'égards. Les ulcères scrofuleux plus ou moins profonds ne sont ordinairement pas taillés à pic comme les ulcères syphilitiques, leurs bords sont décollés, amincis, arrondis, irréguliers ; leur fond est inégal, mamelonné, fongueux, grisâtre, souvent sanieux et s'entr'ouvre quelquefois pour laisser échapper des portions de matière tuberculeuse ramollie.

La marche de ces ulcères scrofuleux offre vraiment un aspect tout particulier: *ils suppurent très-longtemps*, souvent pendant des mois, des années; mais dans cette longue période, ils changent fréquemment de forme dans leur fond et dans leurs contours. Cette transformation assez fréquente des ulcères scrofuleux dépend de la tendance qu'ils ont en général à se cicatriser partiellement sur les bords, à la manière des ulcères qui succèdent aux brûlures profondes. Aussi voit-on assez souvent de petits promontoires, formés de tissu cellulaire, s'avancer sur les bords de ces ulcérations, fournir des brides ou des lames qui marchent rapidement vers la cicatrisation, ou qui donnent naissance à des trajets fistuleux, tandis qu'il se forme ailleurs des clapiers, ou qu'une autre partie de l'ulcère suppure largement et à découvert. D'autres fois, quand l'ulcère se rétrécit rapidement et affecte une forme longitudinale, ce qui a lieu fréquemment sur les parties latérales du cou, à cause du rapprochement facile des bords de l'ulcère par suite de l'inclinaison du cou, il arrive souvent que des lambeaux du derme, en partie cicatrisés se relèvent et se présentent comme des espèces de crêtes ou de végétations au-dessus du plan primitif de l'ulcère. Enfin, dans d'autres cas, les bords de l'ulcération sont roulés en ourlets et adhèrent au fond des cicatrices; il résulte de cette disposition singulière à la cicatrisation partielle, que les *cicatrices* des ulcères scrofuleux sont toujours plus ou moins *inégales et difformes*, si on ne prend pas les plus grandes précautions pour remédier à ces inconvénients.

La marche des ulcères scrofuleux est en général très-irrégulière: au moment où l'on espère atteindre le terme d'une cicatrisation complète, tout à coup les accidents se renouvellent, la cicatrice rétrograde, s'ulcère, s'agrandit de nouveau et sans cause connue.

Ulcères dartreux. — Les différentes sortes d'éruptions dartreuses, surtout celles qui se présentent sous forme de vésicules et de bulles, sont généralement accompagnées d'ulcérations. Les ulcères dartreux sont quelquefois assez étendus en surface, mais ils sont peu profonds dans le plus grand nombre des cas.

Ulcères syphilitiques. — Les ulcères syphilitiques s'observent dans toutes les périodes de la syphilis : 1º lorsque l'accident initial, le chancre, prend le caractère phagédénique ; — 2º lorsque se manifestent des syphilides bulleuses (rupia), pustuleuses (ecthyma), et surtout tuberculeuses. Lorsque les syphilides tuberculeuses prennent la forme serpigineuse ou la forme perforante, il se développe des ulcérations tendant constamment à s'étendre en largeur ou en profondeur, très-difficiles à guérir, et même récidivant sur place dans bon nombre de cas.

Ulcères cachectiques. — Ce sont des ulcères ordinairement atoniques, pâles, livides, quelquefois sanieux, plus ou moins calleux, ou compliqués d'œdème, difficiles à guérir, que l'on observe fréquemment sur des sujets affaiblis par des maladies chroniques, par des fatigues excessives, par une mauvaise alimentation, par le séjour dans des lieux froids, humides, peu éclairés, ou par d'autres influences débilitantes.

Ulcères scorbutiques. — Lorsque les malades atteints de scorbut restent sous l'influence des causes qui ont déterminé cette maladie, il se développe un affaiblissement général, la peau semble perdre sa chaleur habituelle, elle devient sèche, blafarde, sa transpiration semble entièrement arrêtée. Bientôt se manifeste un œdème des membres inférieurs ; à cet état succèdent des varices, puis des ulcères qui deviennent fongueux et versent du sang en abondance ; ce saignement ne manque surtout jamais d'arriver quand il existait déjà d'anciens ulcères.

Ulcères cancéreux. — Toutes les variétés de cancer mais particulièrement l'encéphaloïde, déterminent des ulcérations de la peau et des muqueuses, fréquemment suivies d'hémorrhagies dont l'effet débilitant s'ajoute aux effets de la diathèse cancéreuse et abrége l'existence des malades.

TRAITEMENT DES ULCÈRES.

Disons d'abord un mot sur une question qui s'élève toutes les fois qu'il s'agit du traitement des ulcères.

Convient-il toujours de les guérir? Ne s'expose-t-on pas, en les supprimant, à priver l'organisme d'un exutoire, d'une révulsion salutaires? Ce danger ne serait-il pas plus grand si, chez l'individu affecté d'un ulcère, le foie, les poumons, l'estomac, l'intestin ou tout autre viscère, était le siége d'un engorgement, d'une inflammation chronique? Le même danger n'existerait-il pas si l'on fait cicatriser un ulcère sur un individu habituellement valétudinaire, et qui n'aurait recouvré une bonne santé que depuis que l'ulcération extérieure se serait établie?

Pour résoudre ces questions importantes, on a dû s'en rapporter aux résultats fournis par *l'observation* plutôt que d'en chercher la solution dans *les théories* qui ne sont pas toujours rigoureusement déduites des faits, et voici ce que l'observation a démontré.

D'abord, pour les ulcères qui sont réellement diathésiques, la réponse est facile, c'est comme si l'on demandait s'il convient de guérir les scrofules, les dartres, la syphilis, etc. Personne ne répondra par la négative.

Restent les ulcères de cause locale et les ulcères simples. Ils sont entretenus par la maladie d'un os, par la perforation d'un réservoir, par un amaigrissement, un état atonique de la partie. Convient-il toujours de les détruire?

Les ulcères anciens qui, depuis leur développement, n'ont

pas eu d'influence appréciable sur aucune fonction, sur aucun organe, peuvent être guéris sans inconvénient pourvu qu'à l'époque de leur cicatrisation, le malade suive pendant quelque temps un régime plus sévère que d'habitude et qu'on produise de légères révulsions sur le canal intestinal.

Lorsque les ulcères coexistent avec des maladies organiques ou avec des phlegmasies chroniques internes, on emploiera les mêmes moyens et on conseillera avec avantage l'emploi de tisanes amères et de sudorifiques. De même dans le cas d'ulcère spontané exerçant une influence favorable sur l'ensemble des fonctions.

La plupart des auteurs conseillent l'*établissement d'un cautère* ou de tout autre exutoire qu'on doit garder assez longtemps, sinon toujours, le plus près possible de l'ulcère. Dans un certain nombre de cas, il est difficile, en effet, d'agir autrement. Mais les malades en sont contrariés et voudraient surtout l'éloigner : ainsi, dans le cas d'ulcères des membres abdominaux, on doit placer le cautère à la cuisse, mais la plupart du temps les malades, surtout les femmes, ne peuvent s'y résoudre ; on le transporte alors au bras, où il est bien moins efficace. Aussi, dans la plupart des cas, doit-on s'efforcer d'obtenir la guérison des ulcères sans recourir à ce moyen. Nous pensons qu'on peut obtenir ce résultat par l'observation attentive du traitement dont nous avons dit quelques mots : *Si habituée que soit l'économie à suppurer, on doit et l'on peut toujours guérir les ulcères les plus anciens avec les précautions indiquées.*

A ce propos, disons que les médecins qui se sont si préoccupés de l'opportunité de la guérison des ulcères, auraient dû d'abord établir la possibilité de cette guérison.

Est-il vrai, par exemple, qu'on puisse fermer une fistule à l'anus, quand elle a des rapports bien établis, bien constatés, avec l'affection tuberculeuse des poumons, c'est-à-dire quand la fistule est elle-même tuberculeuse? Quand un ulcère se lie à un état général de l'organisme ou à une disposition viscérale qui le rend nécessaire, est-il possible de le tenir fermé pendant longtemps par des moyens locaux ? Non certes. L'attaquera-t-on par des moyens indirects, par des modifications qui s'adressent à tout l'organisme ou au viscère malade ? Eh bien, pour le faire disparaître, on devra modifier l'organisme et le viscère, de telle manière que la cicatrisation n'ait plus aucun danger.

Les cas d'*accidents graves* survenus à la suite de la cicatrisation d'un ulcère sont bien moins nombreux qu'on ne le pense généralement. La nature ne laissera point fermer un fonticule qu'elle a établi si ce moyen de dépuration lui est réellement nécessaire. La plupart des accidents attribués à la cicatrisation d'un ulcère sont plutôt dus à la *position horizontale*, à laquelle on condamne certains vieillards, qu'à toute autre cause; car les stases, dans les parenchymes, s'opèrent facilement à un âge avancé.

D'ailleurs, *les ulcères ne peuvent être guéris très-promptement.* Il faut du temps pour cicatriser un ulcère quel qu'il soit; ce temps sera employé par le chirurgien prudent à agir sur l'*organisme,* afin de le faire coopérer à la guérison radicale.

Traitement local.

Un grand nombre de procédés ont été employés, bon nombre de topiques préconisés : l'onguent de la mère, l'onguent styrax, l'emplâtre de Vigo, le diachylon, la compression, etc... Ainsi, pour ne parler que des ulcères des jambes, le traitement qui réussit généralement le mieux est le pansement par les bandelettes de diachylon, surtout si le malade se soumet à un repos absolu. Ce procédé compte un assez grand nombre de succès, mais il présente certains inconvénients qu'il est facile de faire comprendre. Il est toujours difficile d'établir une compression uniforme; si les bandelettes sont peu serrées, le traitement ne produit pas l'effet désiré; si elles sont un peu trop serrées, l'extrémité inférieure de la jambe s'engorge, il survient un œdème plus ou moins considérable ; cet inconvénient existe surtout lorsque le malade se livre à ses occupations. D'un autre côté, si on condamne le malade à un repos absolu, il peut survenir des accidents du côté des organes internes.

Quant au traitement topique des ulcères de cause interne, on a employé pour les ulcères scrofuleux les pommades iodées, pour les ulcères syphilitiques les pommades mercurielles, etc. Evidemment ces moyens sont bons, mais dans beaucoup de cas, ce n'est qu'au bout d'un temps assez long, malgré un traitement interne approprié et bien dirigé, surtout pour les ulcères scrofuleux, que l'on obtient la guérison, et encore l'on n'obtient que des *cicatrices* non-seulement *indélébiles,* mais encore présentant des *difformités* plus ou moins considérables.

Dans une ÉTUDE SUR LES BRULURES, nous avons fait connaître un *nouveau traitement* au moyen de l'huile siccative noire d'Hoffmann et du blanc de céruse. Les succès remarquables obtenus nous avaient fait pressentir que cette médication serait utile dans le pansement des ulcères. Les résultats ont répondu à notre attente.

En effet, le liniment d'Hoffmann et l'emplâtre de céruse répondent à toutes les indications que présente le traitement des ulcères.

Le *liniment d'Hoffmann* est composé de litharge, de sulfate de zinc, de peroxyde de manganèse. La *litharge,* médicament *tonique astringent,* agit en produisant une astriction fibrillaire, un resserrement, une tonicité qui effacent le diamètre des interstices organiques et des vaisseaux capillaires, au point d'en expulser les liquides et d'y tarir les exhalations. Le *sulfate de zinc,* agent de la *médication irritante substitutive,* traduit son action par le développement à la place de l'irritation morbide, d'une irritation spécifique, facile à guérir. Quant au peroxyde de manganèse, son action est presque identique à celle de la litharge.

Le *pansement des ulcères par le liniment d'Hoffmann et le blanc de céruse* offre des avantages qui peuvent se résumer ainsi :

Si l'ulcère est enflammé, on obtient généralement une *sédation rapide*. Cependant, dans le cas d'inflammation trop vive, il serait nécessaire d'avoir recours aux cataplasmes émollients et narcotiques et même à une application de sangsues.

La *suppuration* se tarit avec une grande facilité.

Ordinairement il n'y a pas lieu de se préoccuper de l'*exubérance des bourgeons charnus* qui sont réprimés par le pansement à l'huile siccative.

La *cicatrisation* est toujours *régulière*.

Ce dernier point, peu important pour les ulcères des jambes, présente au contraire un intérêt réel pour les ulcères qui siégent sur les parties découvertes, en particulier pour les *ulcères scrofuleux* siégeant sur les côtés *du cou*.

Certainement si les ulcères scrofuleux existent depuis longtemps on obtiendra difficilement une cicatrisation bien régulière, mais si les pansements sont faits dès le début, on aura, dans bon nombre de cas, des cicatrices peu apparentes.

Les pansements devront être renouvelés deux fois par jour au moins. L'huile siccative sera employée jusqu'au moment où l'inflammation sera apaisée, et que l'ulcère marchera franchement à la cicatrisation. Ce moment variera selon l'ancienneté de l'ulcère, la constitution du malade, etc. ; le médecin seul pourra juger de l'instant où il sera opportun d'avoir recours au blanc de céruse. Cet agent sera alors employé jusqu'à la guérison complète de l'ulcère. Cependant si, au bout de quelques jours, la cicatrisation paraissait avancer difficilement, il vaudrait mieux revenir pendant quelques jours à l'huile siccative.

Traitement général.

La *guérison définitive* des ulcères ne peut s'obtenir au moyen du seul traitement local. Guérison définitive, avons-nous dit. En effet, on peut obtenir à l'aide de divers topiques la cicatrisation d'un ulcère. Mais alors il arrivera deux choses : si c'est un ulcère simple, l'individu, pour lequel cette plaie était un moyen de dépuration, sera, dans bon nombre de cas, sous le coup de divers accidents, s'il n'a pas suivi un traitement approprié ; si c'est un ulcère diathésique, il s'ouvrira de nouveau au bout d'un temps plus ou moins long, ou ira se reproduire dans d'autres régions.

Un *traitement général* est donc *nécessaire.*

Disons de suite que pour les ulcères provenant de carie, de nécrose, etc., il faut d'abord guérir la carie, la nécrose, etc. ; — pour les ulcères dus à des varices, il sera nécessaire d'oblitérer les veines par l'injection de perchlorure de fer.

Lorsqu'on voudra fermer un *ulcère simple,* le malade devra prendre au moins une purgation légère par semaine, boire une tisane amère, et suivre le traitement toni-dépuratif que nous indiquons plus loin. — Plus tard on pourra activer les fonctions de la peau par des tisanes sudorifiques et des bains de vapeur.

Les *ulcères syphilitiques* doivent être traités par les mercuriaux unis à l'iodure de potassium. Cependant, si ces médicaments sont déjà employés depuis longtemps et que le malade soit devenu anémique, il vaudra mieux le soumettre pendant quelque temps à notre traitement toni-dépuratif, quitte à reprendre le traitement ancien lorsque le malade pourra le supporter.

Les *ulcères scrofuleux* seront traités avec avantage par notre sirop tonique et nos pilules toni-dépuratives. On pourra y adjoindre l'emploi du houblon, de la gentiane.

De même pour les *ulcères cachectiques* et les *ulcères dartreux;* seulement pour les premiers, on conseillera l'usage du quinquina, et pour les seconds on devra employer des apozèmes purgatifs renouvelés plus ou moins, selon le besoin.

Les *ulcères scorbutiques* seront traités par le quinquina, le houblon, et les antiscorbutiques : cresson, cochléaria, etc.

Quant aux *ulcères cancéreux*, il sera toujours difficile d'y apporter de l'amélioration tant que la lésion locale ne sera pas enlevée, surtout si l'état général est profondément atteint.

Traitement tonique et dépuratif.

On donne le nom de *toniques* aux médicaments doués de la propriété d'exciter la contractilité capillaire, de *raffermir les tissus* en activant la nutrition moléculaire et de donner du ton aux organes.

Les principaux médicaments toniques sont le fer, l'arsenic, le manganèse, le quinquina, le coca, le quassia amara, la gentiane.

Les *dépuratifs* sont des remèdes employés dans le but de *purifier le sang* et les humeurs des principes morbifiques qui s'y trouvent mélangés.

Les dépuratifs les plus employés sont l'iode, l'arsenic, le soufre, les feuilles de noyer.

C'est à ces *deux classes de médicaments* qu'il convient de s'adresser pour hâter la *guérison des ulcères* et pour s'opposer aux *conséquences* fâcheuses qui pourraient résulter de leur cicatrisation. En effet, par leur *association*, ils peuvent remédier à l'*anémie* qui accompagne presque toujours les *maladies constitutionnelles* et en même temps, grâce à leurs propriétés dépuratives, *neutraliser* dans l'organisme *le levain de la scrofule, des dartres.* etc., ou *le faire sortir par la transpiration insensible* dans le mouvement de *rénovation incessante* du corps.

Mode d'emploi

SIROP TONIQUE

Enfants : Une cuillerée à café le matin.— Au bout de 8 jours une cuillerée à café le soir.

Adolescents : Une cuillerée à café matin et soir. — Au bout de 8 jours deux cuillerées le matin, et au bout de 15 jours deux cuillerées le soir.

Adultes : Une cuillerée à bouche le matin. — Au bout de 8 jours une cuillerée à bouche le soir.

Ce sirop contenant, au nombre de ses principes constituants, 10 centigrammes d'arséniate de soude, les doses que nous venons d'indiquer ne doivent pas être dépassées sans l'avis d'un médecin.

PILULES DÉPURATIVES

Enfants : Au début trois pilules par jour, augmenter d'une tous les trois jours jusqu'à ce que le malade en prenne six.

Adultes : Au début six pilules par jour, augmenter d'une tous les trois jours jusqu'à dix.

Le sirop et les pilules doivent être pris concurremment pendant un mois. Le malade restera alors huit jours sans suivre le traitement. Il le reprendra ensuite un mois, et ainsi de suite jusqu'à la guérison. On doit toujours, après chaque intervalle, recommencer le traitement par la plus faible dose.

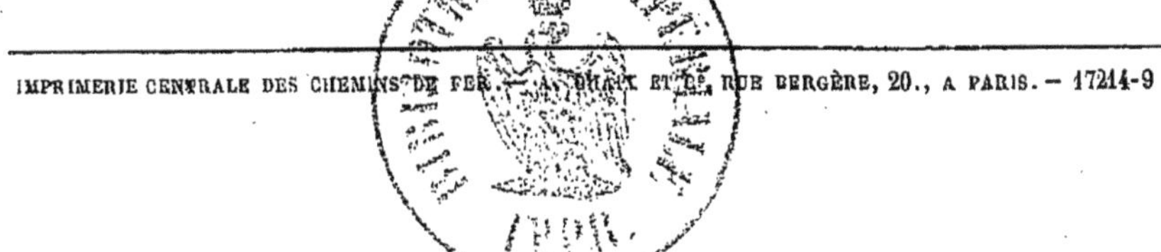

IMPRIMERIE CENTRALE DES CHEMINS DE FER. — IMPRIMERIE ET RUE BERGÈRE, 20., A PARIS. — 17214-9